AF246731

DE L'INSALUBRITÉ

DES

MAISONS RÉCEMMENT CONSTRUITES

DISCOURS

Prononcé à la séance publique annuelle de la Société impériale de médecine de Lyon, le 29 février 1864,

PAR

LE DOCTEUR F.-F.-A. POTTON,

PRÉSIDENT,

Membre de l'Académie des sciences, belles lettres et arts, de la Société
d'agriculture, sciences et arts utiles, ancien médecin de l'hospice de l'Antiquaille,
ancien membre du Conseil de salubrité et du Jury médical
du département du Rhône,
correspondant de plusieurs Sociétés savantes, nationales et étrangères.

LYON

IMPRIMERIE D'AIMÉ VINGTRINIER,

RUE BELLE-CORDIÈRE, 14.

1864.

DE L'INSALUBRITÉ

DES

MAISONS RÉCEMMENT CONSTRUITES

Tous les ans, à pareille époque, la Société impériale de médecine de Lyon, pour donner plus de retentissement, et par conséquent plus d'utilité à ses œuvres, vient, devant vous, dans une séance solennelle, résumer les événements, les actes qui se sont produits dans son sein, exposer les travaux individuels ou collectifs par lesquels elle a concouru au progrès de l'art : elle s'impose en outre les devoirs de payer un tribut de reconnaissance aux membres qu'elle a eu la douleur de perdre; de faire valoir et de récompenser les médecins qui, répondant à son appel, ont traité, approfondi une ou plusieurs questions par des études, des recherches neuves ou originales.

Tels sont les motifs qui inspirent la réunion de ce jour; toutefois, notre Compagnie, laissant momentanément de côté ses propres travaux, dont plusieurs, déjà, ont été soumis par la presse au monde scientifique, sont entrés avec distinction, j'ose le dire, dans le domaine public, notre Compagnie tient, en première ligne, à honorer la mé-mémoire des hommes dévoués et modestes qui lui ont appartenu, et à faire connaître les productions de ses collaborateurs étrangers.

Notre secrétaire général va retracer la vie si noble, si bien remplie du docteur Rougier : il lui sera facile de montrer que l'âge, qui si souvent enlève à l'homme une à une ses facultés, avait affermi l'intelligence de notre collègue, en élevant son caractère ; il grandissait encore, comme le prouvent ses derniers ouvrages ; son esprit actif étudiait sans cesse.

Que de fois, dans les derniers temps de sa vie, ne l'avons-nous pas vu exposer, juger des sujets que la marche de la science semblait réserver à des intelligences plus jeunes. Assidu à nos assemblées, il était heureux d'applaudir aux succès de l'ardente et laborieuse génération qui nous seconde et nous suit. Mais je m'aperçois que mes souvenirs m'entraînent malgré moi; je m'arrête; dans quelques instants, vous entendrez un juge plus habile et plus sûr, dont les paroles, justifiées par les preuves, auront à vos yeux plus d'autorité et plus d'attrait.

Un autre vide a été laissé dans nos rangs par la mort prématurée du professeur Devay. Ses écrits sur la philosophie médicale lui avaient valu une légitime réputation au dehors, justifiant notre considération et nos regrets : ils assurent à son nom une place honorable parmi les auteurs qui poursuivent la solution difficile d'un problème qui intéresse également l'individu et l'espèce, l'homme et la société. Si les mesures que l'autorité vient de prendre servent un jour, comme il est permis de l'espérer, à élucider, à résoudre même la question des mariages consanguins, c'est à Devay que reviendra la gloire d'avoir, un des premiers, donné l'éveil au pouvoir, d'avoir fixé l'attention sur ce sujet important.

Permettez-moi d'accorder encore un souvenir au docteur Roy, fondateur de l'enseignement clinique libre dans nos hôpitaux. C'est à son successeur au Comité de vaccine qu'il appartient d'apprécier la manière consciencieuse dont il a rempli les fonctions de secrétaire ; mieux que personne, il connaît à cette heure toute les difficultés de la tâche ; à lui le privilége de vous parler de cet excellent confrère.

Abordant la partie scientifique de notre programme, j'aurai bien garde même d'effleurer la première question mise au concours. Cet honneur revient de droit à l'organe de la Commission qui a examiné les mémoires. Le rapport que vous allez entendre servira à la fois la science et les concurrents ; votre opinion ayant pour guide la discussion et les faits, sanctionnera, j'en suis sûr, le jugement exprimé.

Mais, ne se limitant pas aux questions générales de doctrine ou de pathologie, la Société de médecine est entrée depuis longtemps dans les vues de l'autorité locale qui l'honore de sa bienveillance ; nous en avons aujourd'hui un éclatant témoignage (1). Des questions spéciales à notre ville et à nos concitoyens sont, tous les ans, proposées dans nos concours. C'est ainsi que l'hygiène des ouvriers en soie, la police médicale, la topographie lyonnaise, la constitution atmosphérique, les eaux, le pavage, les égoûts et beaucoup d'autres questions données comme sujets de prix, ont suscité des mémoires remarquables, ayant exercé l'influence la plus salutaire, soit par les principes émis et vulgarisés, soit par les mesures, par les règlements qu'ils ont fait éclore.

Fidèles à nos traditions, nous avions, en 1862, demandé une réponse à la question suivante, pleine d'à-propos, bien digne d'exciter l'émulation des économistes et des médecins : « Étudier les maladies contractées par suite de l'habitation dans des maisons nouvellement construites ;

En assigner les caractères et les causes directes, en s'appuyant sur des observations ;

Préciser à quels signes on reconnaît qu'une maison peut être habitée sans danger après sa construction entièrement achevée ;

Rechercher si, dans la législation actuelle, il n'existe pas quelques dispositions règlementaires sur lesquelles l'autorité puisse s'appuyer pour réprimer les abus ; à défaut de ces dispositions, formuler celles que prescrit l'hygiène publique. »

(1) M. le sénateur Vaïsse, administrateur du département du Rhône, assistait à la séance.

Ce programme, nettement établi, touche à la médecine pratique, à l'hygiène publique et privée, à l'économie domestique, à la physique, à la chimie, à la police administrative et médicale.

Nous sommes peinés de le dire, notre appel n'a pas été entendu ; aucun de ces écrivains laborieux, de ces hommes qui sont par leur savoir et leur zèle, la gloire ou l'espérance de la médecine lyonnaise ne se sont engagés dans la voie tracée par nous : et cependant, elle pouvait être pour eux, à coup sûr, la source d'une action utile, et probablement d'un honorable triomphe.

Nous avons été les premiers à applaudir aux changements heureux, si fréquemment réclamés par nos prédécesseurs, aux améliorations qui se sont produites depuis dix années, bien que, sous quelques rapports, elles laissent à désirer. Des rues vastes et régulières ont été ouvertes ; elles permettent à la lumière et au soleil de répandre leur action vivifiante sur des quartiers malsains où s'étiolait jadis une population nombreuse, entassée dans de tristes réduits. Mais ces avantages généraux, sont achetés par plusieurs, au prix de compensations déplorables, de maux individuels que les médecins doivent indiquer, parce que, suivant les paroles du docteur Prunelle dans sa belle dissertation : *De l'action de la médecine sur la population des états* : « Nous devons tout surveiller, depuis le sol sur lequel nos pieds reposent jusqu'à l'air que nous respirons. »

Le mal qui se produit n'est point une nécessité absolue, n'est pas un tribut qui doive être forcément payé pour d'autres conquêtes : il est engendré par des habitudes imprudentes, par des causes matérielles dont l'étude ressort de la science, dont il n'est pas impossible d'écarter les effets, en grande partie du moins.

Les animaux ne font que subir la vie et ses conditions, comme ils les reçoivent du créateur ; l'homme, plus favorisé, jouit du privilége, dans certaines limites, de les modifier à son gré. Pourquoi faut-il qu'il abuse parfois de cette prérogative, de cette liberté précieuse ?

Dans notre état social, la vie, la santé, ne sont pas des choses positives, réglées d'avance ; une foule de causes viennent à chaque instant les modifier ou les compromettre. Voyons, parmi ces causes, l'influence exercée par le séjour prématuré dans les maisons neuves.

Il n'est aucun de nous qui n'ait eu occasion de soigner des malades victimes de la trop grande précipitation à s'installer dans les habitations fraîchement construites : ces affections morbides que l'espoir irréfléchi d'être mieux, que l'ambition, le besoin, l'appât du gain nous font rencontrer dans toutes les classes de la société, se présentent avec des symptômes propres, avec un type, un cachet spécial ; ce ne sont plus les désordres simples, communs, l'état rhumatismal ou muqueux qu'en général l'humidité détermine : ici, c'est l'économie tout entière qui est compromise. Si parfois le système lymphatique semble le point de départ des lésions qui se manifestent, tous les organes, bientôt, paraissent atteints ; les diverses fonctions s'allanguissent et se troublent ; les dégénérescences deviennent plus promptes et plus faciles ; on observe cet état particulier que les anciens appelaient *dyscrasique*. C'est l'ensemble du système nerveux qui est profondément frappé, témoins ces douleurs vagues, erratiques, ces névropathies, ces névralgies rebelles, ces maux du coté de la moëlle épinière ou des enveloppes. Tous les signes d'un empoisonnement miasmatique, lent, mais progressif, mais incontestable, se manifestent.

Je suis loin de prétendre que les faits se passent toujours et nécessairement ainsi ; il y a des nuances, des degrés dans ces manifestations, qu'il ne m'est pas permis de décrire en ce moment. Il faut tenir compte de la force, de la susceptibilité, de la position des individus. Dans des cas qui ne sont pas rares, j'en appelle au souvenir, à l'expérience des praticiens, des médecins des hôpitaux, le tableau que j'esquisse à grands traits n'a rien d'exagéré. Un autre point essentiel sur lequel j'insiste est, sinon l'incurabilité, du moins l'opiniâtreté excessive des maladies puisées dans ces circonstances ; trop souvent elles laissent des traces indélébiles de leur passage.

Quelles sont donc les causes capables de produire de tels ravages ? D'où viennent-elles ? elles sont complexes, tirent leur origine des changements survenus dans les coutumes industrielles, dans les habitudes, les usages économiques de notre époque ; le progrès des arts a amené une transformation radicale dans leur application. Autrefois, les maisons se construisaient une à une, séparément, avec une lenteur obligatoire ou calculée. Les murailles étaient achevées depuis longtemps, lorsque les divisions, les agencements intérieurs étaient commencés ; la main d'œuvre était successive et méthodique. Donnons un exemple qui peut être aussi un modèle : la riche maison Tholozan, élevée sur le quai Saint-Clair, au milieu du siècle dernier, a demandé près de cinq ans pour se terminer, ou du moins avant de recevoir ses hôtes.

Aujourd'hui, des motifs d'intérêt dominent la conduite des propriétaires et des spéculateurs ; contraints de poursuivre un revenu immédiat, ils ne connaissent qu'une loi : *aller vite.* Que leur importe dans leurs calculs les conséquences de cette précipitation pour les locataires confiants qu'ils sont sûrs de trouver ?...

C'est ainsi que s'alignent au cordeau, que s'érigent avec une promptitude incroyable, presque sans solution de continuité, ces immenses constructions juxta-posées, *dont la magnificence monumentale, la grandeur apparente,* a dit avec raison le prof^r Michel Lévy, *contrastent avec l'exiguïté, avec l'oubli de la part faite à la santé publique.* Grâce à la facilité des communications, des transports, à la nature, à la beauté des matériaux, aux ressources offertes par les procédés modernes, par la mécanique, la multiplication des engins, les bâtiments les plus considérables surgissent à vue d'œil et comme par enchantement. Toutes les industries se réunissent, se confondent, se combinent pour mener de front les travaux les plus dissemblables, qui s'exécutent à la fois à tous les étages ; les ouvriers de diverses catégories s'assoeient, travaillent ensemble. On refuse au temps la part qu'il devrait avoir dans la confection, dans la consolidation de l'édifice.

C'est par de telles manœuvres que des bâtiments aux plus vastes proportions, entrepris au printemps, s'achèvent à l'automne et sont occupés avant l'hiver. Vous voyez, tous les jours, des maisons dont la toiture n'est pas complète, louées déjà dans les étages inférieurs; vous voyez ces concierges, parqués dans une loge étroite, attendre pour solliciter les locataires, auxquels ils montrent, non pas encore les appartements, mais les plans, les dispositions qui se préparent. Si vous pénétrez dans ces allées, ces escaliers, ces cours sombres, fréquemment vitrées, destinées à donner, non pas de l'air, mais une clarté indécise aux arrière-bâtiments, vous êtes saisis par une impression qui vous révèle le péril menaçant de ceux qui résident ou vont résider en permanence dans un semblable milieu.

L'humidité excessive est le premier, mais non pas l'unique élément générateur des causes morbides; elle favorise le dégagement de principes multiples qui rendent ses effets plus redoutables. Ces principes délétères ne sont pas constamment accessibles aux instruments que fournit la science, bien qu'ils soient infailliblement révélés par leurs conséquences sur l'organisme.

Cette humidité s'échappe de la profondeur des fondations, aussi bien que des façades, des murailles intérieures; elle ressort de ces énormes blocs de pierres qui, mis en place au sortir de la carrière, recèlent une grande quantité d'eau de cristallisation, ne s'évaporant qu'avec une lenteur extrême. La démonstration de ce fait a lieu tous les hivers : les froids rigoureux, la gelée désagrègent des matériaux si solides en apparence : des maisons à peine construites ont dû subir des réparations majeures; la congélation de l'eau qui pénétrait ces masses calcaires ayant amené des dégâts imprévus.

Pour le revêtement des murs, on emploie aujourd'hui

moins de chaux, beaucoup plus de plâtre qu'autrefois ; cet enduit, aussi bien que le stuc, les ciments, les peintures à l'essence ou à l'huile, rendent l'exsudation plus difficile, mais ne l'empêchent pas. La dessication complète se fait attendre davantage ; graduellement les boiseries minces et légères sont pénétrées, se gonflent, se fendillent et se disjoignent ; les plafonds se gercent ou se détachent ; les vernis sont attaqués, ramollis, comme l'indique l'odeur *sui generis* qu'ils continuent à répandre après 15 ou 18 mois d'application. Ils chargent un air confiné des principes altérants, toxiques, qui entrent dans leur composition intime. Les tapisseries, les papiers peints subissent la même action destructive : ils se décolorent ou se ternissent avant le temps ; détrempés, ils cédent une portion de leurs bases, des sels vénéneux employés par la fabrication afin d'accroître leur éclat et leur richesse. S'il arrive que pour s'opposer à ces accidents dont on a trop tôt la preuve, des calorifères, des feux ardents soient allumés, on est bien loin d'avoir trouvé le remède ; les vapeurs naissent plus intenses, plus malfaisantes ; l'humidité s'infiltre plus intimement ; unie à la chaleur, elle devient un dissolvant plus puissant encore des substances avec lesquelles elle est en contact ; son influence désorganisatrice est évidente. Dans les points où l'air ne circule pas, dans les alcôves, les réduits cachés, les placards, des moisissures s'organisent et même des végétations parasitaires d'un ordre supérieur se développent, recouvrent, tachent les objets mobiliers ou d'usage domestique : le linge, les livres, etc., sont altérés ; les ustensiles en métal s'oxident promptement. L'ensemble de ces phénomènes donne la mesure des désordres qui s'accomplissent, fait pressentir le sort de l'homme installé au centre d'éléments semblables.

N'est-on pas en droit d'avancer que des animalcules, des infusoires rencontrent dans ces circonstances des conditions favorables à leur multiplication, et sont engendrés, lorsqu'on voit la rapidité avec laquelle les viandes préparées, les substances alimentaires se corrompent?...

Rappelons aussi l'étroitesse, l'exiguité des chambres forcément encombrées par les meubles, sacrifiées pour donner plus d'ampleur aux magasins, aux lieux de réception. La masse d'air atmosphérique y est à peine suffisante aux fonctions respiratoires durant le sommeil ; le méphitisme, qui s'attache aux sources de la vie, est encore augmenté par cette cause. L'équilibre entre les proportions d'oxigène et d'azote est bientôt rompu ; l'acide carbonique, la vapeur d'eau en excès, tiennent en suspension ou en combinaison les atômes, les détritus, les résidus moléculaires provenant d'une foule de sources impures. L'ammoniaque ou ses composés, l'acide nitrique, l'hydrogène carboné ou sulfuré, etc., sont mélangés, confondus dans cette atmosphère. C'est ici que la physique, l'analyse chimique, la microscopie pourraient, par leurs patientes investigations, rendre des services incontestables, apporter leur contingent de preuves, lever les doutes s'ils existaient encore pour quelques-uns. Ce que j'avance a frappé déjà les hommes les plus compétents : on rencontre la plupart de ces faits affirmés dans un excellent mémoire de MM. A. Petit, Trébuchet et Rohault.

Il est facile de comprendre, à cette heure, les fatigues, les courbatures, les pesanteurs de tête, les céphalalgies, les dégoûts, les envies de vomir, les malaises généraux dont sont saisis au début, dont se plaignent, à leur réveil, les sujets qui ont subi, durant la nuit, les émanations de cette nature. Plus accablés le matin que le soir, ils ont besoin, disent-ils, pour se soulager, de mouvement et d'exercice extérieur. Je pourrais citer des malades dont l'état ne s'est amélioré que lorsqu'ils ont cessé de coucher dans leurs nouveaux appartements ; d'autres qui ne se sont guéris qu'en quittant leur demeure pour aller à la campagne se soumettre à une insolation prolongée. Mais ce sont des exceptions : la fortune, les convenances personnelles, l'exigence des affaires ne permettent que rarement de pareils sacrifices. C'est pour prévenir ces désordres, pour les arrêter dans leur principe, que notre Société a voulu insister sur l'étiologie. Je n'ai pas la prétention de remplir le canevas dessiné pour le concours ; j'ai seulement le désir de marquer devant vous ses points les plus saillants ; je conserve l'espérance de voir ce sujet, qui ne perdra pas de sitôt son actualité et son importance, repris et traité à fond par des auteurs dévoués dont je sollicite la plume, et dont notre Compagnie est prête à couronner les efforts.

Le mal étant avéré, constant, quels sont les obstacles, quels sont les remèdes à lui opposer ?...

Il est impossible de changer les conditions suivant lesquelles, sous l'empire du progrès des arts et de l'industrie, s'accomplissent actuellement les travaux de construction. La célérité est indispensable parce qu'elle entraîne le bon marché et l'économie : on ne saurait reprendre l'ancienne méthode de bâtir.

Pour parer aux inconvénients, aux vices qui ont été énumérés, on ne peut demander aux propriétaires l'abandon de leurs intérêts. On avait pensé tout concilier en recourant à une dessication subite, artificielle. Plusieurs procédés ont été mis en avant, exploités par des Compagnies. L'appareil principal était toujours un ardent foyer mobile que l'on promenait à volonté ; la chaleur était dirigée, concentrée sur les points où il fallait opérer. Le degré de calorique, le rayonnement se calculaient sur l'épaisseur, la qualité des matériaux, sur la résistance présumée. Malgré les précautions prises, on a dû bien vite renoncer à ces expériences tentées à Paris, dans les théâtres, les grands hôtels, et chez nous, dans les maisons particulières. Ces moyens compromettaient, on devait s'y attendre, la solidité des édifices par les fissures profondes, par le brusque retrait des matériaux qui avaient lieu. Les agencements, les décors étaient altérés ou flétris par l'impression dévorante du feu qui venait les frapper.

Jusqu'ici aucun système sérieux n'existe, ou du moins n'est applicable avec succès. Passons donc à des considérations d'un autre ordre ; voyons s'il existe d'autres ressources. La législation française est muette sur la question hygiénique qui nous préoccupe. Pour les motifs indiqués plus haut, des défenses, des prescriptions spéciales n'auraient pas eu jadis leur raison d'être ; et d'autre part, les vieux quartiers de nos cités sont là pour nous convaincre que l'hygiène publique était singulièrement négligée par les gouverneurs ou les échevins.

Si nous remontons plus avant dans l'antiquité, nous trouvons quelques courts passages de Pline et de Vitruve qui disent que les constructions nouvelles n'étaient jamais habitées avant trois ans ; mais rien n'indique que cette période eût été fixée par une loi ou par les ordonnances des édiles.

Revenant à notre époque, on pourrait peut-être trouver dans la loi sur les logements insalubres quelques dispositions protectrices, quelques articles susceptibles d'être utilisés. Ils concerneraient presque exclusivement la classe ouvrière ou domestique à laquelle l'ignorance ou la nécessité imposent des sacrifices dont elle ne comprend pas l'étendue, et qu'elle espère compenser par des avantages ultérieurs.

Mais, pour les hommes placés dans une situation, dans une catégorie meilleure, comment les arrêter dans leur choix, dans leur volonté ? Ces nouveaux logements n'offrent pas l'insalubrité telle que la loi la définit et l'entend. Les dispositions mauvaises ne sont, dans ces cas, que passagères, conditionnelles ; elles proviennent du temps et non pas des lieux. Une lacune à cet égard existe dans nos lois ; elle est devenue, il faut le reconnaître, difficile à combler sans froisser l'intérêt ou la liberté des citoyens. Mais le problème est-il insoluble pour les économistes et les gouvernants ? Nous ne le pensons pas.

Certains règlements municipaux qui laissent au dehors à l'administration une latitude très-grande, s'arrêtent sur le seuil de la demeure, ne s'étendent pas à la prohibition des contrats volontaires, même lorsqu'ils sont susceptibles d'être préjudiciables à l'une des parties.

Aucune répression pénale n'étant en vigueur, l'action du

inagistrat ne peut être que bienveillante, paternelle, pour devenir efficace. C'est en répandant, non des défenses qui seraient vaines, mais des avis officieux, qu'on parviendra probablement à éclairer la population sur les faits signalés, sur leurs conséquences pernicieuses.

En entrant dans cette voie, l'intervention du Conseil de salubrité serait indispensable. Avec son concours et par ses soins, des instructions populaires, des avertissements pourraient être formulés, propres à guider les habitants dans leur choix et dans leur conduite. La rédaction, la publicité donnée à ces avis porteraient à la connaissance de nos concitoyens une question qui les touche d'une manière si directe; ils seraient plus capables, dès lors, d'apprécier leurs véritables intérêts qu'ils semblent ignorer, ou qu'ils paraissent trop disposés, trop faciles à oublier.

Messieurs, lorsque j'ai songé à vous entretenir d'une thèse choisie par la Société de Médecine elle-même, j'étais loin de m'attendre à l'insigne honneur de la développer devant le magistrat qui, par sa puissante initiative, a donné l'impulsion aux travaux qui ont régénéré notre ville. Le bien qui a été fait, et qui reste, est son ouvrage ; il n'a pas dépendu de sa volonté de prévenir ou de corriger les maux transitoires qui ont accompagné cette brillante période de transformation. Si, dans l'avenir, les atténuer est chose possible, sa constante sollicitude pour tout ce qui touche au bien-être de nos compatriotes est une garantie de la sagesse des mesures qui seront adoptées. Après avoir introduit dans la cité lyonnaise, dans la demeure de ses habitants, des améliorations radicales, il serait méritoire encore, pour que le bien fût sans partage, de protéger transitoirement la santé de quelques citoyens momentanément compromise, et de remplir cette tâche secondaire, quelquefois malgré eux.

La présence, dans cette réunion, du premier administrateur du département est une preuve nouvelle de l'estime qu'il porte à la Compagnie, de l'intérêt qu'il attache à ses œuvres, étrangères en apparence par leur spécialité, aux préoccupations, aux fonctions de l'homme d'Etat. Mais ne savons-nous pas qu'un grand citoyen qui, lui aussi, a consacré sa vie au service de sa patrie, pour expliquer ses excursions dans le champ de nos études qui semblaient au vulgaire le détourner de ses devoirs publics, avait coutume de répéter la sentence du poète :

« *Homo sum, nihil humani à me alienum puto.* »

Permettez-moi, M. le Sénateur, de vous remercier au nom de mes collègues et au nom du Comité de vaccine dont vous allez entendre le rapport annuel. Ce Comité s'est réorganisé sous vos auspices, votre protection le soutient et l'encourage dans ses modestes et souvent pénibles labeurs. En prenant place au milieu de nous, vous nous rappelez, vous faites revivre les traditions d'un passé dont notre Société se glorifie. C'est un de vos prédécesseurs les plus illustres, Bureaux de Pusi, qui, après les orages révolutionnaires, a installé nos pères dans cette enceinte ; il a été notre premier président d'honneur. Les préfets De Tournon et De Brosses, dont la mémoire et les actes vivent encore au sein de la population lyonnaise, nous ont accordé plus d'une fois le témoignage de considération que nous recevons aujourd'hui.

www.ingramcontent.com/pod-product-compliance
Lightning Source LLC
LaVergne TN
LVHW010118060726
842524LV00006B/2602